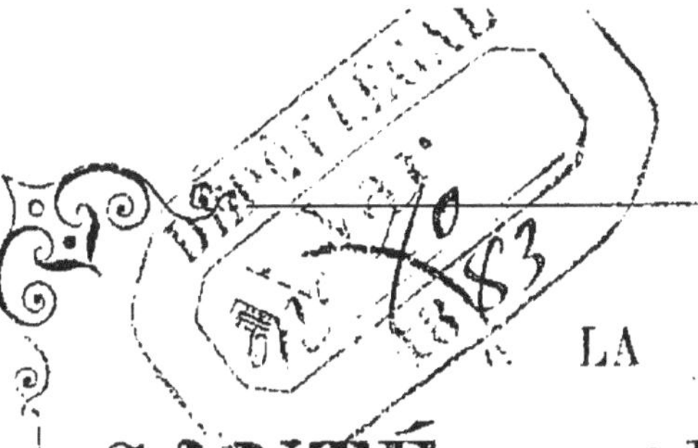

# LA
# SANTÉ DES FEMMES

PAR

## DES PLANTES SIMPLES

*et des Substances inoffensives*

*selon l'expérience des familles.*

## Par Pierre AUDIER,

HERBORISEUR

Suivie d'un nouveau traitement contre les affections nerveuses

## Par A. PREIRE,

Herboriste diplômé, de l'Ecole de Médecine et de Pharmacie.

La Lumière n'est pas faite pour
être placée sous un Boisseau.
NOUVEAU TESTAMENT.

LA

# SANTÉ DES FEMMES

PAR

## DES PLANTES SIMPLES

*et des Substances inoffensives*

*selon l'expérience des familles.*

## Par Pierre AUDIER,

HERBORISEUR

Suivie d'un nouveau traitement contre les affections nerveuses

## Par A. PREIRE,

Herboriste diplômé, de l'Ecole de Médecine et de Pharmacie.

La Lumière n'est pas faite pour
être placée sous un Boisseau.

NOUVEAU TESTAMENT.

---

# 1. — PRÉLIMINAIRE

La femme est placée dans la famille pour être la compagne inséparable de l'homme, et l'aider à supporter les rigueurs de la vie.

Par conséquent elle mérite toute la sollicitude de l'homme; car si les plus rudes travaux sont mis à la charge de l'homme à cause de sa constitution plus robuste, la femme prend une large part dans le travail de la famille et du ménage. Au surplus la constitution de la femme l'assujettit à une foule de maladies dont l'homme est préservé.

Quand dans une maison la femme est malade tout en souffre, et rien ne peut remplacer une mère auprès de ses enfants. Rien ne doit donc être négligé pour rétablir une santé si chère, l'homme le plus ingrat envers sa femme ne saurait négliger ce devoir sans en ressentir le contre coup.

Depuis environ trente ans je fais des observations sur la santé des femmes. Et depuis, combien, hélas! j'en ai vu quitter ce monde à la fleur de leur âge quand elles étaient encore bien utiles à leur famille. Et d'autres passer leur vie dans la souffrance, par des maladies longues, faute de connaître le moyen de rétablir leur santé.

Dans ces considérations j'ai sacrifié une partie de ma vie à chercher dans les plantes simples, et dans les substances inoffensives les vertus naturelles et bienfaisantes contre les maladies particulières aux femmes. En ayant trouvé plusieurs soit par des découvertes, soit en me les procurant au sein de familles, et après les avoir éprouvées dans ma famille, ou les avoir vu éprouver par d'autres, bon nombre de fois avec succès, je me fais un devoir de les faire connaître en les publiant dans cette brochure, soit comme documents à la science, soit pour servir aux femmes que l'art ne peut guérir, à celles à qui leur fortune ne permet pas d'y avoir recours, et celles enfin que leur état oblige à vivre éloignées des secours de l'art.

Ces connaissances sont très utiles dans toutes les familles, parce que bien souvent les maladies des femmes demandent un prompt secours, à défaut quand le médecin arrive la maladie a fait de si rapides progrès qu'on ne peut l'arrêter.

En terminant je dois vous dire que dans l'attente

du docteur, j'ai vu maintes fois dans diverses familles employer pour combattre de graves maladies,
les moyens indiqués aux recettes contenues dans
cette brochure, et non-seulement ces familles en
ont retiré une grande satisfaction, mais elles ont
reçu encore des félicitations.

## 2. — Hystérie, mère, vapeurs, causes et effets.

La maladie de l'hystérie nommée aussi mère et vapeurs, est une maladie qui attaque fréquemment les femmes. Très peu en sont exemptes; elle a son siége dans la matrice et dans les nerfs du ventre; on la dit causée par des vapeurs ou par un déplacement de la matrice ou par l'un des ovaires.

Les accès de l'hystérie se déclarent ordinairement à la suite d'une colère, d'un long chagrin, d'une joie extrême ou à la suite de fortes fatigues, de veilles prolongées, de privations, de jeûne, et ont aussi parfois pour cause les passions, une nourriture contraire au goût, les pertes de sang, les émétiques et les fortes purges. Cette maladie peut se montrer sous forme d'une foule d'autres maladies et tromper par son apparence.

Des fois elle se montre par un simple baillement, d'autres fois par la fièvre, par des frissons, par des convulsions, des gonflements de ventre, des palpitations, des vomissements, des douleurs de tête, de cœur, des reins, ou de la vessie ; elle peut causer la rétention d'urine, comme en provoquer l'abondance ; elle peut se montrer par la suffocation, l'appoplexie et l'épilepsie, causer une enflure aux mains, aux pieds ou aux jambes, imitant ainsi l'hydropisie, seulement, cette enflure est plus forte le matin que le soir et quand on y appuie le doigt dessus, la trace est bientôt effacée. Quand l'hystérie est ancienne les malades jettent des rots aigres ou nidoreux, rient ou pleurent sans sujet, souvent elles sont dans un continuel chagrin et se mettent en colère sans motif, elles sont tourmentées jusque dans leurs rêves. Cette maladie rend les femmes malades de corps et d'esprit et est pour elles une source de maux impossibles à décrire à cause de sa confusion et de son irrégularité.

L'hystérie est une maladie très souvent impossible à guérir si on l'attaque par la partie où elle se fait sentir ; il faut donc l'attaquer par le lieu de son départ.

Si l'hystérie a souvent été classée au rang des maladies inguérissables, c'est qu'on n'a pas employé des soins qui avaient la vertu de la guérir, ou qu'on ne les a pas appliqués sur le siége principal de la maladie. Mais en faisant usage des recettes suivantes l'expérience a prouvé dans un nombre infini

de cas que l'hystérie cède promptement avec de
bien simples soins et d'une manière surprenante.

## 3. — Recette contre l'Hystérie, mère,
## vapeurs.

Quand une femme est attaquée de l'hystérie,
mère ou vapeurs, quels que soient les symptômes
sous lesquels elle s'annonce, et quelle que soit la
partie du corps où ils se font sentir, pilez de rue
entre deux pierres, remplissez-en un bol, frottez
le tour du bol avec de l'ail, de la largeur d'un pouce
tant en dehors qu'au dedans et appliquez-la sur le
nœud du ventre pendant la nuit, attachée avec
une serviette et répétez trois nuits de suite s'il est
besoin.

Ensuite faites bouillir trois radicelles de fougère mâle coupées à petits morceaux dans deux
verres d'eau et faites les réduire à un verre pour
le faire boire bien chaud et bien sucré à la malade,
ou faites lui boire un verre de tisane d'artémise
ou d'oranger, ou de fenouil, ou de poncirée, seules
plantes convenables à cette maladie.

En plus, quand la maladie est ancienne et a

produit des inflammations et que les nerfs en souffrent faites prendre, tous les soirs, à la malade le contenu d'un bol de décoction de follicule de séné et de mauve ou de guimauve, chargée de manière qu'elle produise trois ou quatre selles le lendemain, et dans le jour faites-lui boire deux ou trois verres de tisane faite avec de doradille, de fougère polipode et de cheveux de Vénus. Dans moins de quinze jours vous verrez les heureux résultats.

## 4. — Mois arrêtés ou tardifs.

On appelle mois, menstrues, un écoulement naturel de sang qui arrive chaque mois aux personnes du sexe. L'arrêt de cette circulation peut causer de graves maladies; les principales causes de cet arrêt sont une peur, une colère ou un bain froid pendant cette période.

## 5. — Recette contre le retard et l'arrêt des mois.

Prenez trois verres par jour de tisane de cheveux de Vénus ou d'aigremoine, un à jeûn, un le jour et un le soir en vous mettant au lit, prenez aussi une fumigation une demi-heure avant chaque repas, d'une forte décoction de rue.

Presque toujours, en deux ou trois jours l'on voit arriver ce que l'on attend.

Si parfois cet arrêt était causé par la grossesse, cette recette ne serait pas nuisible à la progéniture, et, l'expérience a démontré que les enfants viennent très-beaux et bien naturels.

## 6. — Recette contre les Tumeurs dans le ventre.

On appelle tumeurs dans le ventre, des durettes variant de la grosseur d'une noix à celle d'un œuf de dinde. Ces tumeurs restent longtemps sans causer aucune gêne ni souffrance, la seule incommodité qu'elles causent, c'est quand elles empêchent la circulation des aliments, alors obstruant le passage, la malade les vomit peu de temps après les repas.

Quand ces tumeurs pourrissent elles donnent alors de fortes souffrances et causent souvent la mort.

Ces tumeurs ne sont pas cancéreuses car les cancers ne se produisent que sur des parties osseuses et ne viennent pas dans le ventre. Ces duretés ne sont rien autre chose qu'un sang menstruel qui n'a pas suivi son cours et s'est porté sur ce point. Dès qu'on s'aperçoit de ces duretés, sans attendre plus longtemps il faut leur appliquer des sangsues, de cinq à dix, selon la grosseur, et répéter si ce n'est pas assez.

Quand on applique les sangsues sur ces duretés, leurs piqûres ressemblent à celles d'une épingle, et quand les sangsues pénètrent dans cette masse de sang, la malade fait un mouvement de sursaut à chaque sangsue qui pénètre.

Quand on fait vomir, sur des cendres, les sangsues regorgent un sang noir comme la suie et de mauvaise odeur. Lorsque la masse de sang a disparu on fait manger des escargots vivants poudrés de sucre ; commencer par un le premier jour et augmenter d'un chaque jour jusqu'à neuf, pour continuer à neuf tant que besoin est. On les prend à distance dans le jour, commencer à jeûn. C'est en faisant ainsi que des femmes déclarées inguérissables sont revenues à la santé.

## 7. Pertes rouges trop abondantes.

Sans rentrer dans l'explication des causes qui produisent les mois trop forts et les pertes rouges trop abondantes, je me bornerai à vous dire que ces sortes d'évacuations étant naturelles il faut bien prendre garde de ne rien faire pour les déranger ; mais cependant quand ces évacuations se produisent trop longtemps ou trop abondantes il faut les arrêter au plus tôt car alors elles nuiraient à la santé, même en certain cas elles pourraient coûter la vie.

Voilà une excellente recette pour arrêter les mois trop forts et les pertes rouges excessives.

## 8. — Recette pour arrêter les pertes rouges excessives.

Pilez dans un mortier des orties à fleur rouge avec quelques gouttes d'eau, tirez-en le jus et faites en prendre à la malade une cuillerée à café tous les quarts d'heure ou bien une cuillerée à bouche toutes les heures. Cette recette sûre agit en peu de temps; les succès sont si nombreux qu'ils se comptent par le nombre de fois qu'elle a été employée.

## 9. — Recette contre les Pertes blanches.

Faites bouillir dans deux verres de lait de vache et réduire à un verre, une petite poignée d'orties à fleurs blanches et une pincée de canelle bien brisée pour prendre, pendant neuf matins, un verre de ce lait ainsi préparé.

Avant de se mettre à l'usage de ce lait il faut prendre, quatre ou cinq soirs avant se coucher, un verre de décoction de follicule de séné, mêlé avec un peu de mauve ou de guimauve et chargé de manière qu'il provoque trois ou quatre selles le lendemain avant midi. Après avoir pris, les neuf matins, du lait ainsi préparé, on prend encore, pendant une quinzaine de jours, le soir, la décoction de séné susdite.

Il faut en plus chaque jour se donner deux ou trois injections avec une décoction de feuille de noyer, continuer tant qu'il est besoin, si cela n'incommode pas.

J'ai vu beaucoup de femmes guérir leurs pertes blanches en suivant de vingt à trente jours ce traitement.

Nota. — Il ne faut pas confondre les pertes blanches avec les jaunâtres et verdâtres qui demandent un traitement particulier, et que je porte dans les maladies générales.

## 10. — Recette contre les Pertes rouges et faibles, mais continuelles à l'âge de retour.

Ces sortes de pertes s'arrêtent en prenant deux ou trois verres par jour de tisane sucrée faite avec des entre-deux de noix. L'entre-deux de noix est la partie qui sépare ce qui est bon à manger. J'ai vu arrêter par cette tisane en six jours des pertes qui duraient depuis plusieurs années.

## 11. — Recette contre les Pertes de sang après l'accouchement.

Nombre de femmes ont fait arrêter leurs pertes de sang, très dangereuses, suites de l'accouchement et qui avaient résisté à divers médicaments, en s'appliquant sur le ventre un cataplasme de fumier de cochon placé entre deux linges de toile très mince.

## 12. — Recette contre l'Accouchement difficile.

On attribue souvent la cause des accouchements difficiles à une faiblesse des organes génitaux de la mère en état d'enfantement; mais il me paraît des cas qui sont dus à des rétrécissements de l'organe génital de la mère, car où il y a faiblesse il doit y avoir relâchement et non tension, car la tension produit le rétrécissement, comme la faiblesse produit le relâchement.

La tension et le rétrécissement sont très souvent produits par l'inflammation. En pareil cas, il faut prendre quelques verres de tisanne d'agripanne, des fumigations d'escabieuse ou de mauve et même boire quelque peu de cette tisane. En relâchant les nerfs et les organes, en dissipant l'inflammation, les femmes de campagnes affirment, que dans ces cas, ces soins sont préférables à la morphine et à l'ergotine, qu'elles remplacent au besoin par quelques doses de poudre d'encens.

## 13. — Placenta ou arrière-faix retenu.

Le placenta ou arrière-faix est une membrane qui sort du ventre de la mère après la naissance de l'enfant auquel il se trouve lié par un cordon que l'accoucheuse a soin d'attacher avec un fil après l'avoir coupé à trois ou quatre travers de doigt du ventre de l'enfant ; elle lie aussi la partie qui reste dans la mère qu'elle fait tenir pour éviter qu'il rentre en dedans.

Quelque fois, par mégarde, on abandonne le cordon et il rentre en dedans et le placenta ou arrière-faix se pourrit dans le ventre de la mère et lui cause une grave maladie et des fois la porte au tombeau, même après un accouchement laborieux, si on ne trouve pas le moyen de le faire sortir.

## 14. — Recette pour faire sortir
## l'arrière-faix retenu.

Faites bouillir dans une marmite d'eau, trois écheveaux de fil de chanvre, de celui dont on fait la

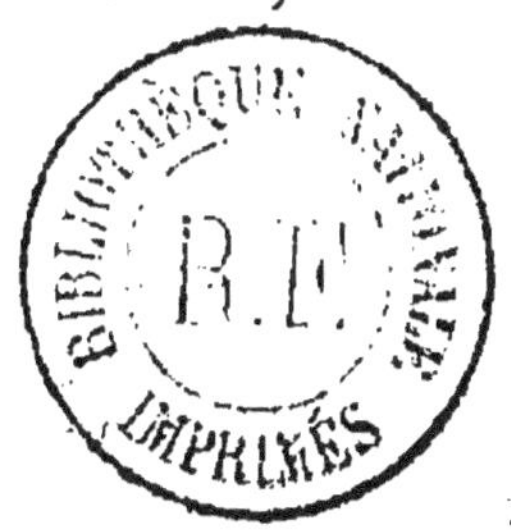

toile de ménage et faites en prendre trois ou quatre fumigations par jour à la malade.



*Autre indication :*

Coupez des betteraves par tranches, faites les bouillir dans l'eau et faites prendre des fumigations trois ou quatre fois par jour. En plus faites prendre à la malade trois ou quatre verres de tisane d'agripanne ou de mercuriale; prenez dans le jour plusieurs fumigations avec la décoction de ces plantes, pendant l'intervalle des fumigations, appliquez un pesaire d'arthémise avec de myrrhe. On a pas souvent besoin de tout cela pour le faire sortir.

## 15. — Crevasses et gerçures
## des Mamelles, inflammation, chargement
## de lait, lait répandu dans le corps.

Les nourrices sont sujettes à avoir, au bout des mamelles, des crevasses ou des petites plaies qui les font horriblement souffrir en allaitant. Quoique ce

mal ne soit pas mortel il mérite la plus grande attention à cause des suites funestes qui peuvent en
résulter ; il faut donc les cicatriser le plus promptement possible, car bien souvent la souffrance que
la nourrice ressent en allaitant l'enfant, empêche
l'écoulement du lait, de là le sein se surcharge et
s'enflamme, ensuite pourrit, crève et suppure
longtemps. En outre des innombrables souffrances la nourrice reste presque sans lait et ne pouvant plus nourrir l'enfant, elle est obligée de le
mettre en nourrice. Quelquefois le peu de lait
qui lui reste se répand dans son corps et lui cause
des douleurs tantôt sur un point tantôt sur l'autre.
Souvent, sans ressentir de sérieuses souffrances,
il s'en trouve qui, quoique conservant une belle
physionomie, ne peuvent plus faire aucun travail
de tout le reste de leur vie, et l'on remarque
parfois au décès de ces personnes, un suintement
de lait par les yeux et les ongles.

## 16. — Recette contre les Crevasses
## des mamelles.

Faites bouillir de l'herbe de la Trinité dans de
l'huile d'olive et frottez les crevasses de cette huile

trois fois par jour au plus ; elles seront vite cicatrisées, ou bien faites fondre dans un petit poëlon
un peu d'huile, de cire jaune, un peu de graisse
de mouton et un peu de beurre, frottez plusieurs
fois le jour les crevasses et gerçures des mamelles :
elles seront promptement cicatrisées.

## 17. — Recette contre les Inflammations des mamelles.

Prenez de la pâte aigre de pain, ce qu'il en faut
pour couvrir l'inflammation, mettez y dessus deux
rayées de miel en forme de croix et appliquez.
Renouvellez soir et matin, ayant soin de se tirer le
lait pour éviter un chargement qui pourrait con-
duire à la suppuration. Cette recette est la meil-
leure que j'ai connue pour faire disparaître les
inflammations des mamelles afin d'éviter qu'elles
crèvent.

## 18. — Recette pour faire percer
## les mamelles à la suite d'un chargement
## de lait.

Faites bouillir une poignée de morelle dans du lait avec quelques miettes de pain, faites-en un cataplasme et appliquez-le sur la partie que vous voulez faire percer. Ayez soin de le renouveller soir et matin.

Rien n'est meilleur pour faire mûrir et percer plus promptement sans souffrance.

Quand le sein a percé il faut lui appliquer des feuilles de chou, ou d'arum, ou de poirée jusqu'à guérison.

## 19. — Recette pour faire sortir le lait
## répandu dans le corps.

Pour faire sortir le lait répandu dans le corps, prenez chaque soir avant de vous coucher un verre de décoction de follicule de séné avec un peu de mauve ou de guimauve, chargée de manière qu'elle fasse produire trois ou quatre selles le lendemain avant midi. Ensuite prenez trois verres par jour de tisane de myrthe : un verre à jeûn, un vers onze heures et un vers quatre heures du soir.

En quelques jours vous verrez sortir, dans les urines, le lait répandu dans le corps et la santé redeviendra florissante.

## 20. — Recette contre la stagnation du lait.

Il arrive quelquefois qu'une nourrice ayant beaucoup de lait le perd subitement en deux ou trois jours et il ne lui en reste plus pour nourrir l'enfant.

Dans un pareil cas faites macérer trois ou quatre brins de gentianne dans un verre d'eau, la nuit sûr la fenêtre et le matin buvez l'eau à jeûn. Continuez quelques jours et le lait reviendra.

La même recette est bonne pour les animaux, mais à ceux de grande taille la dose est d'un litre.

## 31. — Recette contre les Durillons
## et Glandes des mamelles.

Il vient quelquefois des glandes ou durillons dans le sein des femmes, qui sans être dangereuses ni carcinomateuses n'empêchent pas de donner quelque souci. Ces glandes ou durillons viennent souvent sans qu'on s'en aperçoive et sans savoir comment. Pouvant devenir dangereuses, il est bon de les dissiper au plus tôt.

Faites fondre du sel de cuisine avec de l'urine de personne mâle, dans un poëlon, sur le feu. En mettre jusqu'à ce qu'il fasse le miel, ensuite fomentez-en la glande et les durillons trois ou quatre fois par jour ; mettez en dessus avec des compresses en plusieurs doubles mouillées dans ce liquide, et dans moins d'un mois les glandes seront entièrement fondues. J'en ai vu moi-même l'expérience plusieurs fois.

## 22. — Recette contre la chute
## de la matrice.

Pour replacer la matrice faites coucher la malade sur un matelas avec la tête basse, le ventre en l'air, et ayant les mains huilées d'huile où on a fait bouillir de la camomille; on fait des passes sur le ventre en appuyant la main partant du pubis et les dirigeant vers le nœud. Quand la matrice a pris sa place on serre le ventre de la femme avec une ceinture quelle gardera quelque temps, jusqu'à ce qu'elle soit un peu raffermie.

Il est bon de faire brûler de la fiente de brebis sur un réchaud et d'en prendre des fumigations une heure par jour. On peut appliquer le bol, comme pour l'hystérie.

# TABLE DES MATIÈRES

# NOUVEAU TRAITEMENT

## Rapide et assuré

*des Névralgies, Gastrites, Gastralgies, Coliques venteuses, Indigestions, Faiblesses d'estomac, Aigreurs ou Acides, Renvois nauséabondes, Dégoût, Vapeurs, Maux de cœur et toutes Maladies nerveuses de l'estomac,*

### Par le Thé anti-gastralgique de A. PREIRE

**HERBORISTE DIPLOMÉ**

*de l'Ecole de Médecine et de Pharmacie, membre de l'Académie Nationale et Manufacturière (Paris) et de plusieurs Sociétés savantes.*

Parmi les remèdes anti-gastralgiques employés avec succès jusqu'à ce jour, nous devons signaler à l'attention du public une combinaison de plantes médicinales indigènes, qui, par leurs propriétés anti-nerveuses, anti-venteuses, etc., constituent ensemble un remède infaillible pour la guérison radicale des affections ci-dessus nommées.

**M. A. PREIRE,** n'a obtenu ce résultat qu'après de longues études sur la matière et de nombreuses expériences faites pendant plusieurs années.

On le prend après chaque repas en guise de thé, pour les mauvaises digestions, renvois et dégoût, pour les autres cas on en prend un demi-verre toutes les heures.

MODE D'EMPLOI : Chaque boîte renferme une petite mesure qui est la dose pour un verre d'eau ; après dix minutes d'ébullition on boit bien chaud et sucré après chaque repas ou dans le courant de la journée, suivant le cas.

On trouve le **Thé anti-gastralgique** chez l'inventeur **A. PREIRE,** herboriste à TOULON (Var), rue des Boucheries, 27.

*Prix de la boîte* **1** *franc* **25.**

*Les six boîtes* **6** *francs.*

On expédie *franco* dans toute la France contre un mandat-poste, sur demande faite à l'inventeur.

159

# Dépôt chez l'Auteur :

## Pierre AUDIER,

### Herboriseur

### 7, Place Massillon, 7

### à HYÈRES (Var).

HYÈRES. — TYPOGRAPHIE ET LITHOGRAPHIE SOUCHON.